Un Día a la Vez
Una Guía para Mejorar la Salud

Karen L. Aken

Prefacio

Este diario puede ayudar con una variedad de diferentes problemas de salud. La gente a menudo fallan en hacer cambios de estilo de vida porque hacen cambios que son difíciles de mantener a largo plazo. Si su plan para esta diario es para ayudar con la pérdida de peso, por favor, recuerde que una pérdida de peso saludable es sólo alrededor de una a dos libras por semana. Siga todas de las metas, incluso si usted piensa que son una tontería. Estos objetivos tienen el propósito de mejorar su mente, cuerpo y alma.

Día uno

Objetivos

- Beba ocho vasos de agua (sin sabor añadido, agua justo)
- Caminar durante cinco minutos (mañana, tarde o noche)
- Apague todos los dispositivos durante dos minutos a excepcíon de uno que sólo se va a utilizar como un temporizador, ir a un lugar tranquilo, siéntese cómodamente, cierra los ojos, respire profundamente y centrarse sólo en el aire que fluye en tu nariz, después tus pulmones, y luego hacia fuera.
- Una cosa estoy agradecido para hoy:
- Notas: (Cualquier cosa que gustaría agregar)

Día dos

Objetivos

- Beba ocho vasos de agua
- Caminar durante cinco minutos
- Apague todos los dispositivos durante dos minutos a excepcíon de uno que sólo se va a utilizar como un temporizador, ir a un lugar tranquilo, siéntese cómodamente, cierra los ojos, respire profundamente y centrarse sólo en el aire que fluye en tu nariz, después tus pulmones, y luego hacia fuera.
- Una cosa estoy agradecido para hoy:
- Notas:

Día tres

Objetivos

- Beba ocho vasos de agua
- Caminar durante cinco minutos
- Apague todos los dispositivos durante dos minutos a excepcíon de uno que sólo se va a utilizar como un temporizador, ir a un lugar tranquilo, siéntese cómodamente, cierra los ojos, respire profundamente y centrarse sólo en el aire que fluye en tu nariz, después tus pulmones, y luego hacia fuera.
- Una cosa estoy agradecido para hoy:
- Notas:

Día cuatro

Objetivos

- Beba ocho vasos de agua
- Caminar durante **siete** minutos
- Apague todos los dispositivos durante **tres** minutos a excepcíon de uno que sólo se va a utilizar como un temporizador, ir a un lugar tranquilo, siéntese cómodamente, cierra los ojos, respire profundamente y centrarse sólo en el aire que fluye en tu nariz, después tus pulmones, y luego hacia fuera.
- Una cosa estoy agradecido para hoy:
- Notas:

Día cinco

Objetivos

- Beba ocho vasos de agua
- Caminar durante siete minutos
- Apague todos los dispositivos durante tres minutos a excepcíon de uno que sólo se va a utilizar como un temporizador, ir a un lugar tranquilo, siéntese cómodamente, cierra los ojos, respire profundamente y centrarse sólo en el aire que fluye en tu nariz, después tus pulmones, y luego hacia fuera.
- Una cosa estoy agradecido para hoy:
- Notas:

Día seis

Objetivos

- Beba ocho vasos de agua
- Caminar durante siete minutos
- Apague todos los dispositivos durante tres minutos a excepcíon de uno que sólo se va a utilizar como un temporizador, ir a un lugar tranquilo, siéntese cómodamente, cierra los ojos, respire profundamente y centrarse sólo en el aire que fluye en tu nariz, después tus pulmones, y luego hacia fuera.
- Una cosa estoy agradecido para hoy:
- Notas:

Día siete

Objetivos

- Beba ocho vasos de agua
- Caminar durante **diez** minutos (todo a la vez o dividida en dos sesiones)
- Apague todos los dispositivos durante **cinco** minutos a excepcíon de uno que sólo se va a utilizar como un temporizador, ir a un lugar tranquilo, siéntese cómodamente, cierra los ojos, respire profundamente y centrarse sólo en el aire que fluye en tu nariz, después tus pulmones, y luego hacia fuera.
- Una cosa estoy agradecido para hoy:
- Notas:

Día ocho

Objetivos

- Beba ocho vasos de agua
- Caminar durante diez minutos
- Apague todos los dispositivos durante cinco minutos a excepcíon de uno que sólo se va a utilizar como un temporizador, ir a un lugar tranquilo, siéntese cómodamente, cierra los ojos, respire profundamente y centrarse sólo en el aire que fluye en tu nariz, después tus pulmones, y luego hacia fuera.
- Una cosa estoy agradecido para hoy:
- Notas:

Día nueve

Objetivos

- Beba ocho vasos de agua
- Caminar durante diez minutos
- Apague todos los dispositivos durante cinco minutos a excepcíon de uno que sólo se va a utilizar como un temporizador, ir a un lugar tranquilo, siéntese cómodamente, cierra los ojos, respire profundamente y centrarse sólo en el aire que fluye en tu nariz, después tus pulmones, y luego hacia fuera.
- Una cosa estoy agradecido para hoy:
- Notas:

Día diez

Objetivos

- Beba ocho vasos de agua
- Caminar durante diez minutos
- Apague todos los dispositivos durante cinco minutos a excepcíon de uno que sólo se va a utilizar como un temporizador, ir a un lugar tranquilo, siéntese cómodamente, cierra los ojos, respire profundamente y centrarse sólo en el aire que fluye en tu nariz, después tus pulmones, y luego hacia fuera.
- Comer al menos un pedazo entero de fruta
- Una cosa estoy agradecido para hoy:
- Algo que me gusta de mí mismo:
- Notas:

Día once

Objetivos

- Beba ocho vasos de agua
- Caminar durante diez minutos
- Apague todos los dispositivos durante cinco minutos a excepcíon de uno que sólo se va a utilizar como un temporizador, ir a un lugar tranquilo, siéntese cómodamente, cierra los ojos, respire profundamente y centrarse sólo en el aire que fluye en tu nariz, despúes tus pulmones, y luego hacia fuera.
- Comer al menos un pedazo entero de fruta
- Una cosa estoy agradecido para hoy:
- Algo que me gusta de mí mismo:
- Notas:

Día doce

Objetivos

- Beba ocho vasos de agua
- Caminar durante diez minutos
- Apague todos los dispositivos durante cinco minutos a excepcíon de uno que sólo se va a utilizar como un temporizador, ir a un lugar tranquilo, siéntese cómodamente, cierra los ojos, respire profundamente y centrarse sólo en el aire que fluye en tu nariz, después tus pulmones, y luego hacia fuera.
- Comer al menos un pedazo entero de fruta
- Una cosa estoy agradecido para hoy:
- Algo que me gusta de mí mismo:
- Notas:

Día trece

Objetivos

- Beba ocho vasos de agua
- Caminar durante **doce** minutos (todo a la vez o dividida en dos sesiones)
- Apague todos los dispositivos durante cinco minutos a excepcíon de uno que sólo se va a utilizar como un temporizador, ir a un lugar tranquilo, siéntese cómodamente, cierra los ojos, respire profundamente y centrarse sólo en el aire que fluye en tu nariz, después tus pulmones, y luego hacia fuera.
- Comer al menos un pedazo entero de fruta
- Comer al menos una media taza de verduras (crudas, al horno, o al vapor, no frito)
- Una cosa estoy agradecido para hoy:
- Algo que me gusta de mí mismo:
- Notas:

Día catorce

Objetivos

- Beba ocho vasos de agua
- Caminar durante **doce** minutos
- Apague todos los dispositivos durante cinco minutos a excepcíon de uno que sólo se va a utilizar como un temporizador, ir a un lugar tranquilo, siéntese cómodamente, cierra los ojos, respire profundamente y centrarse sólo en el aire que fluye en tu nariz, después tus pulmones, y luego hacia fuera.
- Comer al menos un pedazo entero de fruta
- Comer al menos una media taza de verduras (crudas, al horno, o al vapor, no frito)
- Una cosa estoy agradecido para hoy:
- Algo que me gusta de mí mismo:
- Notas:

Día quince

Objetivos

- Beba ocho vasos de agua
- Caminar durante doce minutos
- Apague todos los dispositivos durante cinco minutos a excepcíon de uno que sólo se va a utilizar como un temporizador, ir a un lugar tranquilo, siéntese cómodamente, cierra los ojos, respire profundamente y centrarse sólo en el aire que fluye en tu nariz, después tus pulmones, y luego hacia fuera.
- Comer al menos un pedazo entero de fruta
- Comer al menos una media taza de verduras (crudas, al horno, o al vapor, no frito)
- Una cosa estoy agradecido para hoy:
- Algo que me gusta de mí mismo:
- Notas:

Día dieciséis

Objetivos

- Beba ocho vasos de agua
- Caminar durante **catorce** minutos (todo a la vez o dividida en dos sesiones)
- Apague todos los dispositivos durante **seis** minutos a excepcíon de uno que sólo se va a utilizar como un temporizador, ir a un lugar tranquilo, siéntese cómodamente, cierra los ojos, respire profundamente y centrarse sólo en el aire que fluye en tu nariz, después tus pulmones, y luego hacia fuera.
- Comer al menos **dos** piezas enteras de fruta
- Comer al menos una media taza de verduras (crudas, al horno, o al vapor, no frito)
- Una cosa estoy agradecido para hoy:
- Algo que me gusta de mí mismo:
- Una cosa buena que hice para otra persona hoy:
- Notas:

Día diecisiete

Objetivos

- Beba ocho vasos de agua
- Caminar durante catorce minutos
- Apague todos los dispositivos durante seis minutos a excepcíon de uno que sólo se va a utilizar como un temporizador, ir a un lugar tranquilo, siéntese cómodamente, cierra los ojos, respire profundamente y centrarse sólo en el aire que fluye en tu nariz, después tus pulmones, y luego hacia fuera.
- Comer al menos dos piezas enteras de fruta
- Comer al menos una media taza de verduras (crudas, al horno, o al vapor, no frito)
- Una cosa estoy agradecido para hoy:
- Algo que me gusta de mí mismo:
- Una cosa buena que hice para otra persona hoy:
- Notas:

Día dieciocho

Objetivos

- Beba ocho vasos de agua
- Caminar durante catorce minutos
- Apague todos los dispositivos durante seis minutos a excepcíon de uno que sólo se va a utilizar como un temporizador, ir a un lugar tranquilo, siéntese cómodamente, cierra los ojos, respire profundamente y centrarse sólo en el aire que fluye en tu nariz, después tus pulmones, y luego hacia fuera.
- Comer al menos dos piezas enteras de fruta
- Comer al menos una media taza de verduras (crudas, al horno, o al vapor, no frito)
- Una cosa estoy agradecido para hoy:
- Algo que me gusta de mí mismo:
- Una cosa buena que hice para otra persona hoy:
- Notas:

Día diecinueve

Objetivos

- Beba **nueve** vasos de agua
- Caminar durante **dieciséis** minutos (todo a la vez o dividida en dos sesiones)
- Apague todos los dispositivos durante seis minutos a excepcíon de uno que sólo se va a utilizar como un temporizador, ir a un lugar tranquilo, siéntese cómodamente, cierra los ojos, respire profundamente y centrarse sólo en el aire que fluye en tu nariz, después tus pulmones, y luego hacia fuera.
- Comer al menos dos piezas enteras de fruta
- Comer al menos **una** taza de verduras (crudas, al horno, o al vapor, no frito)
- Una cosa estoy agradecido para hoy:
- Algo que me gusta de mí mismo:
- Una cosa buena que hice para otra persona hoy:
- Notas:

Día veinte

Objetivos

- Beba nueve vasos de agua
- Caminar durante dieciséis minutos
- Apague todos los dispositivos durante seis minutos a excepcíon de uno que sólo se va a utilizar como un temporizador, ir a un lugar tranquilo, siéntese cómodamente, cierra los ojos, respire profundamente y centrarse sólo en el aire que fluye en tu nariz, después tus pulmones, y luego hacia fuera.
- Comer al menos dos piezas enteras de fruta
- Comer al menos una taza de verduras (crudas, al horno, o al vapor, no frito)
- Una cosa estoy agradecido para hoy:
- Algo que me gusta de mí mismo:
- Una cosa buena que hice para otra persona hoy:
- Notas:

Día veinte uno

Objetivos

- Beba nueve vasos de agua
- Caminar durante dieciséis minutos
- Apague todos los dispositivos durante seis minutos a excepcíon de uno que sólo se va a utilizar como un temporizador, ir a un lugar tranquilo, siéntese cómodamente, cierra los ojos, respire profundamente y centrarse sólo en el aire que fluye en tu nariz, después tus pulmones, y luego hacia fuera.
- Comer al menos dos piezas enteras de fruta
- Comer al menos una taza de verduras (crudas, al horno, o al vapor, no frito)
- Una cosa estoy agradecido para hoy:
- Algo que me gusta de mí mismo:
- Una cosa buena que hice para otra persona hoy:
- Notas:

Día veintidós

Objetivos

- Beba nueve vasos de agua
- Caminar durante **dieciocho** minutos (todo a la vez o dividida en dos sesiones)
- Apague todos los dispositivos durante **siete** minutos a excepcíon de uno que sólo se va a utilizar como un temporizador, ir a un lugar tranquilo, siéntese cómodamente, cierra los ojos, respire profundamente y centrarse sólo en el aire que fluye en tu nariz, después tus pulmones, y luego hacia fuera.
- Comer al menos dos piezas enteras de fruta
- Comer al menos una taza de verduras (crudas, al horno, o al vapor, no frito)
- Una cosa estoy agradecido para hoy:
- Algo que me gusta de mí mismo:
- Una cosa buena que hice para otra persona hoy:
- Notas:

Día veintitrés

Objetivos

- Beba nueve vasos de agua
- Caminar durante dieciocho minutos
- Apague todos los dispositivos durante siete minutos a excepcíon de uno que sólo se va a utilizar como un temporizador, ir a un lugar tranquilo, siéntese cómodamente, cierra los ojos, respire profundamente y centrarse sólo en el aire que fluye en tu nariz, después tus pulmones, y luego hacia fuera.
- Comer al menos dos piezas enteras de fruta
- Comer al menos una taza de verduras (crudas, al horno, o al vapor, no frito)
- Una cosa estoy agradecido para hoy:
- Algo que me gusta de mí mismo:
- Una cosa buena que hice para otra persona hoy:
- Notas:

Día veinticuatro

Objetivos

- Beba nueve vasos de agua
- Caminar durante dieciocho minutos
- Apague todos los dispositivos durante siete minutos a excepcíon de uno que sólo se va a utilizar como un temporizador, ir a un lugar tranquilo, siéntese cómodamente, cierra los ojos, respire profundamente y centrarse sólo en el aire que fluye en tu nariz, después tus pulmones, y luego hacia fuera.
- Comer al menos dos piezas enteras de fruta
- Comer al menos una taza de verduras (crudas, al horno, o al vapor, no frito)
- Una cosa estoy agradecido para hoy:
- Algo que me gusta de mí mismo:
- Una cosa buena que hice para otra persona hoy:
- Notas:

Día veinticinco

Objetivos

- Beba nueve vasos de agua
- Caminar durante **veinte** minutos (todo a la vez o dividida en dos sesiones)
- Apague todos los dispositivos durante siete minutos a excepcíon de uno que sólo se va a utilizar como un temporizador, ir a un lugar tranquilo, siéntese cómodamente, cierra los ojos, respire profundamente y centrarse sólo en el aire que fluye en tu nariz, después tus pulmones, y luego hacia fuera.
- Comer al menos dos piezas enteras de fruta
- Comer al menos **uno y una media** tazas de verduras (crudas, al horno, o al vapor, no frito)
- Beba por lo menos una taza de té verde (no en una botella, hecha de una bolsa de té). Esto puede reemplazar una taza de agua.
- Una cosa estoy agradecido para hoy:
- Algo que me gusta de mí mismo:
- Una cosa buena que hice para otra persona hoy:
- Notas:

Día veintiséis

Objetivos

- Beba nueve vasos de agua
- Caminar durante veinte minutos
- Apague todos los dispositivos durante siete minutos a excepcíon de uno que sólo se va a utilizar como un temporizador, ir a un lugar tranquilo, siéntese cómodamente, cierra los ojos, respire profundamente y centrarse sólo en el aire que fluye en tu nariz, después tus pulmones, y luego hacia fuera.
- Comer al menos dos piezas enteras de fruta
- Comer al menos uno y una media tazas de verduras (crudas, al horno, o al vapor, no frito)
- Beba por lo menos una taza de té verde
- Una cosa estoy agradecido para hoy:
- Algo que me gusta de mí mismo:
- Una cosa buena que hice para otra persona hoy:
- Notas:

Día veintisiete

Objetivos

- Beba nueve vasos de agua
- Caminar durante veinte minutos
- Apague todos los dispositivos durante siete minutos a excepcíon de uno que sólo se va a utilizar como un temporizador, ir a un lugar tranquilo, siéntese cómodamente, cierra los ojos, respire profundamente y centrarse sólo en el aire que fluye en tu nariz, después tus pulmones, y luego hacia fuera.
- Comer al menos dos piezas enteras de fruta
- Comer al menos uno y una media tazas de verduras (crudas, al horno, o al vapor, no frito)
- Beba por lo menos una taza de té verde
- Una cosa estoy agradecido para hoy:
- Algo que me gusta de mí mismo:
- Una cosa buena que hice para otra persona hoy:
- Notas:

Día veintiocho

Objetivos

- Beba nueve vasos de agua
- Caminar durante **veintidós** minutos (todo a la vez o dividida en dos sesiones)
- Apague todos los dispositivos durante **ocho** minutos a excepcíon de uno que sólo se va a utilizar como un temporizador, ir a un lugar tranquilo, siéntese cómodamente, cierra los ojos, respire profundamente y centrarse sólo en el aire que fluye en tu nariz, después tus pulmones, y luego hacia fuera.
- Comer al menos dos piezas enteras de fruta
- Comer al menos uno y una media tazas de verduras (crudas, al horno, o al vapor, no frito)
- Beba por lo menos una taza de té verde
- Una cosa estoy agradecido para hoy:
- Algo que me gusta de mí mismo:
- Una cosa buena que hice para otra persona hoy:
- Elige tu propia meta.Trate de reducir sal agregada o azúcar, soda o redes sociales. Hacer un pequeños y alcanzables la meta. Mi meta:

- Notas:

Día veintinueve

Objetivos

- Beba nueve vasos de agua
- Caminar durante veintidós minutos
- Apague todos los dispositivos durante ocho minutos a excepcíon de uno que sólo se va a utilizar como un temporizador, ir a un lugar tranquilo, siéntese cómodamente, cierra los ojos, respire profundamente y centrarse sólo en el aire que fluye en tu nariz, después tus pulmones, y luego hacia fuera.
- Comer al menos dos piezas enteras de fruta
- Comer al menos uno y una media tazas de verduras (crudas, al horno, o al vapor, no frito)
- Beba por lo menos una taza de té verde
- Una cosa estoy agradecido para hoy:
- Algo que me gusta de mí mismo:
- Una cosa buena que hice para otra persona hoy:
- Mi meta:
- Notas:

Día treinta

Objetivos

- Beba nueve vasos de agua
- Caminar durante veintidós minutos
- Apague todos los dispositivos durante ocho minutos a excepcíon de uno que sólo se va a utilizar como un temporizador, ir a un lugar tranquilo, siéntese cómodamente, cierra los ojos, respire profundamente y centrarse sólo en el aire que fluye en tu nariz, después tus pulmones, y luego hacia fuera.
- Comer al menos dos piezas enteras de fruta
- Comer al menos uno y una media tazas de verduras (crudas, al horno, o al vapor, no frito)
- Beba por lo menos una taza de té verde
- Una cosa estoy agradecido para hoy:
- Algo que me gusta de mí mismo:
- Una cosa buena que hice para otra persona hoy:
- Mi meta:
- Notas:

Día treinta y uno

Objetivos

- Beba nueve vasos de agua
- Caminar durante **veinticuatro** minutos (todo a la vez o dividida en dos sesiones)
- Apague todos los dispositivos durante ocho minutos a excepcíon de uno que sólo se va a utilizar como un temporizador, ir a un lugar tranquilo, siéntese cómodamente, cierra los ojos, respire profundamente y centrarse sólo en el aire que fluye en tu nariz, después tus pulmones, y luego hacia fuera.
- Comer al menos dos piezas enteras de fruta
- Comer al menos **dos** tazas de verduras (crudas, al horno, o al vapor, no frito)
- Beba por lo menos **dos** tazas de té verde
- Para mejorar el equilibrio y trabaje tu los músculos de la base, párese en una pierna durante veinte segundos, y luego el otro durante veinte segundos.
- Una cosa estoy agradecido para hoy:
- Algo que me gusta de mí mismo:
- Una cosa buena que hice para otra persona hoy:
- Mi meta:
- Notas:

Día treinta y dos

Objetivos

- Beba nueve vasos de agua
- Caminar durante veinticuatro minutos
- Apague todos los dispositivos durante ocho minutos a excepcíon de uno que sólo se va a utilizar como un temporizador, ir a un lugar tranquilo, siéntese cómodamente, cierra los ojos, respire profundamente y centrarse sólo en el aire que fluye en tu nariz, después tus pulmones, y luego hacia fuera.
- Comer al menos dos piezas enteras de fruta
- Comer al menos dos tazas de verduras (crudas, al horno, o al vapor, no frito)
- Beba por lo menos dos tazas de té verde
- Párese en una pierna durante veinte segundos, y luego el otro durante veinte segundos.
- Una cosa estoy agradecido para hoy:
- Algo que me gusta de mí mismo:
- Una cosa buena que hice para otra persona hoy:
- Mi meta:
- Notas:

Día treinta y tres

Objetivos

- Beba nueve vasos de agua
- Caminar durante veinticuatro minutos
- Apague todos los dispositivos durante ocho minutos a excepcíon de uno que sólo se va a utilizar como un temporizador, ir a un lugar tranquilo, siéntese cómodamente, cierra los ojos, respire profundamente y centrarse sólo en el aire que fluye en tu nariz, después tus pulmones, y luego hacia fuera.
- Comer al menos dos piezas enteras de fruta
- Comer al menos dos tazas de verduras (crudas, al horno, o al vapor, no frito)
- Beba por lo menos dos tazas de té verde
- Párese en una pierna durante veinte segundos, y luego el otro durante veinte segundos.
- Una cosa estoy agradecido para hoy:
- Algo que me gusta de mí mismo:
- Una cosa buena que hice para otra persona hoy:
- Mi meta:
- Notas:

Día treinta y cuatro

Objetivos

- Beba nueve vasos de agua
- Caminar durante **veintiséis** minutos (todo a la vez o dividida en dos sesiones)
- Apague todos los dispositivos durante **nueve** minutos a excepcíon de uno que sólo se va a utilizar como un temporizador, ir a un lugar tranquilo, siéntese cómodamente, cierra los ojos, respire profundamente y centrarse sólo en el aire que fluye en tu nariz, después tus pulmones, y luego hacia fuera.
- Comer al menos dos piezas enteras de fruta
- Comer al menos dos tazas de verduras (crudas, al horno, o al vapor, no frito)
- Beba por lo menos dos tazas de té verde
- Párese en una pierna durante veinte segundos, y luego el otro durante veinte segundos.
- Una cosa estoy agradecido para hoy:
- Algo que me gusta de mí mismo:
- Una cosa buena que hice para otra persona hoy:
- Mi meta:
- Notas:

Día treinta y cinco

Objetivos

- Beba nueve vasos de agua
- Caminar durante veintiséis minutos
- Apague todos los dispositivos durante nueve minutos a excepcíon de uno que sólo se va a utilizar como un temporizador, ir a un lugar tranquilo, siéntese cómodamente, cierra los ojos, respire profundamente y centrarse sólo en el aire que fluye en tu nariz, después tus pulmones, y luego hacia fuera.
- Comer al menos dos piezas enteras de fruta
- Comer al menos dos tazas de verduras (crudas, al horno, o al vapor, no frito)
- Beba por lo menos dos tazas de té verde
- Párese en una pierna durante veinte segundos, y luego el otro durante veinte segundos.
- Una cosa estoy agradecido para hoy:
- Algo que me gusta de mí mismo:
- Una cosa buena que hice para otra persona hoy:
- Mi meta:
- Notas:

Día treinta y seis

Objetivo

- Beba nueve vasos de agua
- Caminar durante veintiséis minutos
- Apague todos los dispositivos durante nueve minutos a excepcíon de uno que sólo se va a utilizar como un temporizador, ir a un lugar tranquilo, siéntese cómodamente, cierra los ojos, respire profundamente y centrarse sólo en el aire que fluye en tu nariz, después tus pulmones, y luego hacia fuera.
- Comer al menos dos piezas enteras de fruta
- Comer al menos dos tazas de verduras (crudas, al horno, o al vapor, no frito)
- Beba por lo menos dos tazas de té verde
- Párese en una pierna durante veinte segundos, y luego el otro durante veinte segundos.
- Una cosa estoy agradecido para hoy:
- Algo que me gusta de mí mismo:
- Una cosa buena que hice para otra persona hoy:
- Mi meta:
- Notas:

Día treinta y siete

Objetivos

- Beba nueve vasos de agua
- Caminar durante **veintiocho** minutos (todo a la vez o dividida en dos sesiones)
- Apague todos los dispositivos durante nueve minutos a excepcíon de uno que sólo se va a utilizar como un temporizador, ir a un lugar tranquilo, siéntese cómodamente, cierra los ojos, respire profundamente y centrarse sólo en el aire que fluye en tu nariz, después tus pulmones, y luego hacia fuera.
- Comer al menos **tres** piezas enteras de fruta
- Comer al menos dos tazas de verduras (crudas, al horno, o al vapor, no frito)
- Beba por lo menos dos tazas de té verde
- Párese en una pierna durante **treinta** segundos, y luego el otro durante **treinta** segundos.
- Una cosa estoy agradecido para hoy:
- Algo que me gusta de mí mismo:
- Una cosa buena que hice para otra persona hoy:
- Mi meta:
- Notas:

Día treinta y ocho

Objetivos

- Beba nueve vasos de agua
- Caminar durante veintiocho minutos
- Apague todos los dispositivos durante nueve minutos a excepcíon de uno que sólo se va a utilizar como un temporizador, ir a un lugar tranquilo, siéntese cómodamente, cierra los ojos, respire profundamente y centrarse sólo en el aire que fluye en tu nariz, después tus pulmones, y luego hacia fuera.
- Comer al menos tres piezas enteras de fruta
- Comer al menos dos tazas de verduras (crudas, al horno, o al vapor, no frito)
- Beba por lo menos dos tazas de té verde
- Párese en una pierna durante treinta segundos, y luego el otro durante treinta segundos.
- Una cosa estoy agradecido para hoy:
- Algo que me gusta de mí mismo:
- Una cosa buena que hice para otra persona hoy:
- Mi meta:
- Notas:

Día treinta y nueve

Objetivos

- Beba nueve vasos de agua
- Caminar durante veintiocho minutos
- Apague todos los dispositivos durante nueve minutos a excepcíon de uno que sólo se va a utilizar como un temporizador, ir a un lugar tranquilo, siéntese cómodamente, cierra los ojos, respire profundamente y centrarse sólo en el aire que fluye en tu nariz, después tus pulmones, y luego hacia fuera.
- Comer al menos tres piezas enteras de fruta
- Comer al menos dos tazas de verduras (crudas, al horno, o al vapor, no frito)
- Beba por lo menos dos tazas de té verde
- Párese en una pierna durante treinta segundos, y luego el otro durante treinta segundos.
- Una cosa estoy agradecido para hoy:
- Algo que me gusta de mí mismo:
- Una cosa buena que hice para otra persona hoy:
- Mi meta:
- Notas:

Día cuarenta

Objetivos

- Beba nueve vasos de agua
- Caminar durante **treinta** minutos (todo a la vez o dividida en dos sesiones)
- Apague todos los dispositivos durante **diez** minutos a excepcíon de uno que sólo se va a utilizar como un temporizador, ir a un lugar tranquilo, siéntese cómodamente, cierra los ojos, respire profundamente y centrarse sólo en el aire que fluye en tu nariz, después tus pulmones, y luego hacia fuera.
- Comer al menos tres piezas enteras de fruta
- Comer al menos dos tazas de verduras (crudas, al horno, o al vapor, no frito)
- Beba por lo menos dos tazas de té verde
- Párese en una pierna durante treinta segundos, y luego el otro durante treinta segundos.
- Una cosa estoy agradecido para hoy:
- Algo que me gusta de mí mismo:
- Una cosa buena que hice para otra persona hoy:
- Mi meta:
- Notas:

Día cuarenta y uno

Objetivos

- Beba nueve vasos de agua
- Caminar durante treinta minutos
- Apague todos los dispositivos durante diez minutos a excepcíon de uno que sólo se va a utilizar como un temporizador, ir a un lugar tranquilo, siéntese cómodamente, cierra los ojos, respire profundamente y centrarse sólo en el aire que fluye en tu nariz, después tus pulmones, y luego hacia fuera.
- Comer al menos tres piezas enteras de fruta
- Comer al menos dos tazas de verduras (crudas, al horno, o al vapor, no frito)
- Beba por lo menos dos tazas de té verde
- Párese en una pierna durante treinta segundos, y luego el otro durante treinta segundos.
- Una cosa estoy agradecido para hoy:
- Algo que me gusta de mí mismo:
- Una cosa buena que hice para otra persona hoy:
- Mi meta:
- Notas:

Día cuarenta y dos

Objetivos

- Beba nueve vasos de agua
- Caminar durante treinta minutos
- Apague todos los dispositivos durante diez minutos a excepcíon de uno que sólo se va a utilizar como un temporizador, ir a un lugar tranquilo, siéntese cómodamente, cierra los ojos, respire profundamente y centrarse sólo en el aire que fluye en tu nariz, después tus pulmones, y luego hacia fuera.
- Comer al menos tres piezas enteras de fruta
- Comer al menos dos tazas de verduras (crudas, al horno, o al vapor, no frito)
- Beba por lo menos dos tazas de té verde
- Párese en una pierna durante treinta segundos, y luego el otro durante treinta segundos.
- Una cosa estoy agradecido para hoy:
- Algo que me gusta de mí mismo:
- Una cosa buena que hice para otra persona hoy:
- Mi meta:
- Notas:

Día cuarenta y tres

Objetivos

- Beba nueve vasos de agua
- Caminar durante treinta minutos
- Apague todos los dispositivos durante diez minutos a excepcíon de uno que sólo se va a utilizar como un temporizador, ir a un lugar tranquilo, siéntese cómodamente, cierra los ojos, respire profundamente y centrarse sólo en el aire que fluye en tu nariz, después tus pulmones, y luego hacia fuera.
- Comer al menos tres piezas enteras de fruta
- Comer al menos dos tazas de verduras (crudas, al horno, o al vapor, no frito)
- Beba por lo menos dos tazas de té verde
- Párese en una pierna durante **cuarenta** segundos, y luego el otro durante **cuarenta** segundos.
- Una cosa estoy agradecido para hoy:
- Algo que me gusta de mí mismo:
- Una cosa buena que hice para otra persona hoy:
- Mi meta:
- Notas:

Día cuarenta y cuatro

Objetivos

- Beba nueve vasos de agua
- Caminar durante treinta minutos
- Apague todos los dispositivos durante diez minutos a excepcíon de uno que sólo se va a utilizar como un temporizador, ir a un lugar tranquilo, siéntese cómodamente, cierra los ojos, respire profundamente y centrarse sólo en el aire que fluye en tu nariz, después tus pulmones, y luego hacia fuera.
- Comer al menos tres piezas enteras de fruta
- Comer al menos dos tazas de verduras (crudas, al horno, o al vapor, no frito)
- Beba por lo menos dos tazas de té verde
- Párese en una pierna durante cuarenta segundos, y luego el otro durante cuarenta segundos.
- Una cosa estoy agradecido para hoy:
- Algo que me gusta de mí mismo:
- Una cosa buena que hice para otra persona hoy:
- Mi meta:
- Notas:

Día cuarenta y cinco

Objetivos

- Beba nueve vasos de agua
- Caminar durante treinta minutos
- Apague todos los dispositivos durante diez minutos a excepcíon de uno que sólo se va a utilizar como un temporizador, ir a un lugar tranquilo, siéntese cómodamente, cierra los ojos, respire profundamente y centrarse sólo en el aire que fluye en tu nariz, después tus pulmones, y luego hacia fuera.
- Comer al menos tres piezas enteras de fruta
- Comer al menos dos tazas de verduras (crudas, al horno, o al vapor, no frito)
- Beba por lo menos dos tazas de té verde
- Párese en una pierna durante cuarenta segundos, y luego el otro durante cuarenta segundos.
- Una cosa estoy agradecido para hoy:
- Algo que me gusta de mí mismo:
- Una cosa buena que hice para otra persona hoy:
- Mi meta:
- Notas:

Día cuarenta y seis

Objetivos

- Beba nueve vasos de agua
- Caminar durante treinta minutos
- Apague todos los dispositivos durante diez minutos a excepcíon de uno que sólo se va a utilizar como un temporizador, ir a un lugar tranquilo, siéntese cómodamente, cierra los ojos, respire profundamente y centrarse sólo en el aire que fluye en tu nariz, después tus pulmones, y luego hacia fuera.
- Comer al menos tres piezas enteras de fruta
- Comer al menos dos tazas de verduras (crudas, al horno, o al vapor, no frito)
- Beba por lo menos **tres** tazas de té verde
- Párese en una pierna durante cuarenta segundos, y luego el otro durante cuarenta segundos.
- Una cosa estoy agradecido para hoy:
- Algo que me gusta de mí mismo:
- Una cosa buena que hice para otra persona hoy:
- Mi meta:
- Notas:

Día cuarenta y siete

Objetivos

- Beba nueve vasos de agua
- Caminar durante treinta minutos
- Apague todos los dispositivos durante diez minutos a excepcíon de uno que sólo se va a utilizar como un temporizador, ir a un lugar tranquilo, siéntese cómodamente, cierra los ojos, respire profundamente y centrarse sólo en el aire que fluye en tu nariz, después tus pulmones, y luego hacia fuera.
- Comer al menos tres piezas enteras de fruta
- Comer al menos dos tazas de verduras (crudas, al horno, o al vapor, no frito)
- Beba por lo menos tres tazas de té verde
- Párese en una pierna durante cuarenta segundos, y luego el otro durante cuarenta segundos.
- Una cosa estoy agradecido para hoy:
- Algo que me gusta de mí mismo:
- Una cosa buena que hice para otra persona hoy:
- Mi meta:
- Notas:

Día cuarenta y ocho

Objetivos

- Beba nueve vasos de agua
- Caminar durante treinta minutos
- Apague todos los dispositivos durante diez minutos a excepcíon de uno que sólo se va a utilizar como un temporizador, ir a un lugar tranquilo, siéntese cómodamente, cierra los ojos, respire profundamente y centrarse sólo en el aire que fluye en tu nariz, después tus pulmones, y luego hacia fuera.
- Comer al menos tres piezas enteras de fruta
- Comer al menos dos tazas de verduras (crudas, al horno, o al vapor, no frito)
- Beba por lo menos tres tazas de té verde
- Párese en una pierna durante cuarenta segundos, y luego el otro durante cuarenta segundos.
- Una cosa estoy agradecido para hoy:
- Algo que me gusta de mí mismo:
- Una cosa buena que hice para otra persona hoy:
- Mi meta:
- Notas:

Día cuarenta y nueve

Objetivos

- Beba nueve vasos de agua
- Caminar durante treinta minutos
- Apague todos los dispositivos durante diez minutos a excepcíon de uno que sólo se va a utilizar como un temporizador, ir a un lugar tranquilo, siéntese cómodamente, cierra los ojos, respire profundamente y centrarse sólo en el aire que fluye en tu nariz, después tus pulmones, y luego hacia fuera.
- Comer al menos tres piezas enteras de fruta
- Comer al menos **dos y media** tazas de verduras (crudas, al horno, o al vapor, no frito)
- Beba por lo menos tres tazas de té verde
- Párese en una pierna durante cuarenta segundos, y luego el otro durante cuarenta segundos.
- Una cosa estoy agradecido para hoy:
- Algo que me gusta de mí mismo:
- Una cosa buena que hice para otra persona hoy:
- Mi meta: (mantener o cambiar esta meta)
- Tiempo para un nuevo meta:
- Notas:

Día cincuenta

Objetivo

- Beba nueve vasos de agua
- Caminar durante treinta minutos
- Apague todos los dispositivos durante diez minutos a excepcíon de uno que sólo se va a utilizar como un temporizador, ir a un lugar tranquilo, siéntese cómodamente, cierra los ojos, respire profundamente y centrarse sólo en el aire que fluye en tu nariz, después tus pulmones, y luego hacia fuera.
- Comer al menos tres piezas enteras de fruta
- Comer al menos dos y media tazas de verduras (crudas, al horno, o al vapor, no frito)
- Beba por lo menos tres tazas de té verde
- Párese en una pierna durante cuarenta segundos, y luego el otro durante cuarenta segundos.
- Una cosa estoy agradecido para hoy:
- Algo que me gusta de mí mismo:
- Una cosa buena que hice para otra persona hoy:
- Primer meta:
- Segunda meta:
- Notas:

Día cincuenta y uno

Objetivos

- Beba nueve vasos de agua
- Caminar durante treinta minutos
- Apague todos los dispositivos durante diez minutos a excepcíon de uno que sólo se va a utilizar como un temporizador, ir a un lugar tranquilo, siéntese cómodamente, cierra los ojos, respire profundamente y centrarse sólo en el aire que fluye en tu nariz, después tus pulmones, y luego hacia fuera.
- Comer al menos tres piezas enteras de fruta
- Comer al menos dos y media tazas de verduras (crudas, al horno, o al vapor, no frito)
- Beba por lo menos tres tazas de té verde
- Párese en una pierna durante cuarenta segundos, y luego el otro durante cuarenta segundos.
- Una cosa estoy agradecido para hoy:
- Algo que me gusta de mí mismo:
- Una cosa buena que hice para otra persona hoy:
- Primer meta:
- Segunda meta:
- Notas:

Día cincuenta y dos

Objetivos

- Beba nueve vasos de agua
- Caminar durante **treinta y cinco** minutos (todo a la vez o dividida en dos sesiones)
- Apague todos los dispositivos durante diez minutos a excepcíon de uno que sólo se va a utilizar como un temporizador, ir a un lugar tranquilo, siéntese cómodamente, cierra los ojos, respire profundamente y centrarse sólo en el aire que fluye en tu nariz, después tus pulmones, y luego hacia fuera.
- Comer al menos tres piezas enteras de fruta
- Comer al menos dos y media tazas de verduras (crudas, al horno, o al vapor, no frito)
- Beba por lo menos tres tazas de té verde
- Párese en una pierna durante cuarenta segundos, y luego el otro durante cuarenta segundos.
- Una cosa estoy agradecido para hoy:
- Algo que me gusta de mí mismo:
- Una cosa buena que hice para otra persona hoy:
- Primer meta:
- Segunda meta:
- Notas:

Día cincuenta y tres

Objetivos

- Beba nueve vasos de agua
- Caminar durante treinta y cinco minutos
- Apague todos los dispositivos durante diez minutos a excepcíon de uno que sólo se va a utilizar como un temporizador, ir a un lugar tranquilo, siéntese cómodamente, cierra los ojos, respire profundamente y centrarse sólo en el aire que fluye en tu nariz, después tus pulmones, y luego hacia fuera.
- Comer al menos tres piezas enteras de fruta
- Comer al menos dos y media tazas de verduras (crudas, al horno, o al vapor, no frito)
- Beba por lo menos tres tazas de té verde
- Párese en una pierna durante cuarenta segundos, y luego el otro durante cuarenta segundos.
- Una cosa estoy agradecido para hoy:
- Algo que me gusta de mí mismo:
- Una cosa buena que hice para otra persona hoy:
- Primer meta:
- Segunda meta:
- Notas:

Día cincuenta y cuatro

Objetivos

- Beba nueve vasos de agua
- Caminar durante treinta y cinco minutos
- Apague todos los dispositivos durante diez minutos a excepcíon de uno que sólo se va a utilizar como un temporizador, ir a un lugar tranquilo, siéntese cómodamente, cierra los ojos, respire profundamente y centrarse sólo en el aire que fluye en tu nariz, después tus pulmones, y luego hacia fuera.
- Comer al menos tres piezas enteras de fruta
- Comer al menos dos y media tazas de verduras (crudas, al horno, o al vapor, no frito)
- Beba por lo menos tres tazas de té verde
- Párese en una pierna durante cuarenta segundos, y luego el otro durante cuarenta segundos.
- Una cosa estoy agradecido para hoy:
- Algo que me gusta de mí mismo:
- Una cosa buena que hice para otra persona hoy:
- Primer meta:
- Segunda meta:
- Notas:

Día cincuenta y cinco

Objetivos

* Beba nueve vasos de agua
* Caminar durante treinta y cinco minutos
* Apague todos los dispositivos durante diez minutos a excepcíon de uno que sólo se va a utilizar como un temporizador, ir a un lugar tranquilo, siéntese cómodamente, cierra los ojos, respire profundamente y centrarse sólo en el aire que fluye en tu nariz, después tus pulmones, y luego hacia fuera.
* Comer al menos tres piezas enteras de fruta
* Comer al menos dos y media tazas de verduras (crudas, al horno, o al vapor, no frito)
* Beba por lo menos tres tazas de té verde
* Párese en una pierna durante **cincuenta** segundos, y luego el otro durante **cincuenta** segundos.
* Una cosa estoy agradecido para hoy:
* Algo que me gusta de mí mismo:
* Una cosa buena que hice para otra persona hoy:
* Primer meta:
* Segunda meta:
* Notas:

Día cincuenta y seis

Objetivos

- Beba nueve vasos de agua
- Caminar durante treinta y cinco minutos
- Apague todos los dispositivos durante diez minutos a excepcíon de uno que sólo se va a utilizar como un temporizador, ir a un lugar tranquilo, siéntese cómodamente, cierra los ojos, respire profundamente y centrarse sólo en el aire que fluye en tu nariz, después tus pulmones, y luego hacia fuera.
- Comer al menos tres piezas enteras de fruta
- Comer al menos dos y media tazas de verduras (crudas, al horno, o al vapor, no frito)
- Beba por lo menos tres tazas de té verde
- Párese en una pierna durante cincuenta segundos, y luego el otro durante cincuenta segundos.
- Una cosa estoy agradecido para hoy:
- Algo que me gusta de mí mismo:
- Una cosa buena que hice para otra persona hoy:
- Primer meta:
- Segunda meta:
- Notas:

Día cincuenta y siete

Objetivos

- Beba nueve vasos de agua
- Caminar durante treinta y cinco minutos
- Apague todos los dispositivos durante diez minutos a excepcíon de uno que sólo se va a utilizar como un temporizador, ir a un lugar tranquilo, siéntese cómodamente, cierra los ojos, respire profundamente y centrarse sólo en el aire que fluye en tu nariz, despúes tus pulmones, y luego hacia fuera.
- Comer al menos tres piezas enteras de fruta
- Comer al menos dos y media tazas de verduras (crudas, al horno, o al vapor, no frito)
- Beba por lo menos tres tazas de té verde
- Párese en una pierna durante cincuenta segundos, y luego el otro durante cincuenta segundos.
- Una cosa estoy agradecido para hoy:
- Algo que me gusta de mí mismo:
- Una cosa buena que hice para otra persona hoy:
- Primer meta:
- Segunda meta:
- Notas:

Día cincuenta y ocho

Objetivos

- Beba nueve vasos de agua
- Caminar durante treinta y cinco minutos
- Apague todos los dispositivos durante diez minutos a excepcíon de uno que sólo se va a utilizar como un temporizador, ir a un lugar tranquilo, siéntese cómodamente, cierra los ojos, respire profundamente y centrarse sólo en el aire que fluye en tu nariz, después tus pulmones, y luego hacia fuera.
- Comer al menos tres piezas enteras de fruta
- Comer al menos dos y media tazas de verduras (crudas, al horno, o al vapor, no frito)
- Beba por lo menos tres tazas de té verde
- Párese en una pierna durante cincuenta segundos, y luego el otro durante cincuenta segundos.
- Una cosa estoy agradecido para hoy:
- Algo que me gusta de mí mismo:
- Una cosa buena que hice para otra persona hoy:
- Primer meta:
- Segunda meta:
- Notas:

Día cincuenta y nueve

Objetivos

- Beba nueve vasos de agua
- Caminar durante treinta y cinco minutos
- Apague todos los dispositivos durante diez minutos a excepcíon de uno que sólo se va a utilizar como un temporizador, ir a un lugar tranquilo, siéntese cómodamente, cierra los ojos, respire profundamente y centrarse sólo en el aire que fluye en tu nariz, después tus pulmones, y luego hacia fuera.
- Comer al menos tres piezas enteras de fruta
- Comer al menos dos y media tazas de verduras (crudas, al horno, o al vapor, no frito)
- Beba por lo menos tres tazas de té verde
- Párese en una pierna durante cincuenta segundos, y luego el otro durante cincuenta segundos.
- Una cosa estoy agradecido para hoy:
- Algo que me gusta de mí mismo:
- Una cosa buena que hice para otra persona hoy:
- Primer meta:
- Segunda meta:
- Notas:

Día sesenta

Objetivos

- Beba nueve vasos de agua
- Caminar durante treinta y cinco minutos
- Apague todos los dispositivos durante diez minutos a excepcíon de uno que sólo se va a utilizar como un temporizador, ir a un lugar tranquilo, siéntese cómodamente, cierra los ojos, respire profundamente y centrarse sólo en el aire que fluye en tu nariz, después tus pulmones, y luego hacia fuera.
- Comer al menos tres piezas enteras de fruta
- Comer al menos dos y media tazas de verduras (crudas, al horno, o al vapor, no frito)
- Beba por lo menos tres tazas de té verde
- Párese en una pierna durante cincuenta segundos, y luego el otro durante cincuenta segundos.
- Una cosa estoy agradecido para hoy:
- Algo que me gusta de mí mismo:
- Una cosa buena que hice para otra persona hoy:
- Primer meta:
- Segunda meta:
- Notas:

Día sesenta y uno

Objetivos

- Beba nueve vasos de agua
- Caminar durante treinta y cinco minutos
- Apague todos los dispositivos durante diez minutos a excepcíon de uno que sólo se va a utilizar como un temporizador, ir a un lugar tranquilo, siéntese cómodamente, cierra los ojos, respire profundamente y centrarse sólo en el aire que fluye en tu nariz, después tus pulmones, y luego hacia fuera.
- Comer al menos tres piezas enteras de fruta
- Comer al menos **tres** tazas de verduras (crudas, al horno, o al vapor, no frito)
- Beba por lo menos tres tazas de té verde
- Párese en una pierna durante cincuenta segundos, y luego el otro durante cincuenta segundos.
- Una cosa estoy agradecido para hoy:
- Algo que me gusta de mí mismo:
- Una cosa buena que hice para otra persona hoy:
- Primer meta:
- Segunda meta:
- Notas:

Día sesenta y dos

Objetivos

- Beba nueve vasos de agua
- Caminar durante treinta y cinco minutos
- Apague todos los dispositivos durante diez minutos a excepcíon de uno que sólo se va a utilizar como un temporizador, ir a un lugar tranquilo, siéntese cómodamente, cierra los ojos, respire profundamente y centrarse sólo en el aire que fluye en tu nariz, después tus pulmones, y luego hacia fuera.
- Comer al menos tres piezas enteras de fruta
- Comer al menos tres tazas de verduras (crudas, al horno, o al vapor, no frito)
- Beba por lo menos tres tazas de té verde
- Párese en una pierna durante cincuenta segundos, y luego el otro durante cincuenta segundos.
- Una cosa estoy agradecido para hoy:
- Algo que me gusta de mí mismo:
- Una cosa buena que hice para otra persona hoy:
- Primer meta:
- Segunda meta:
- Notas:

Día sesenta y tres

Objetivos

- Beba nueve vasos de agua
- Caminar durante treinta y cinco minutos
- Apague todos los dispositivos durante diez minutos a excepcíon de uno que sólo se va a utilizar como un temporizador, ir a un lugar tranquilo, siéntese cómodamente, cierra los ojos, respire profundamente y centrarse sólo en el aire que fluye en tu nariz, después tus pulmones, y luego hacia fuera.
- Comer al menos tres piezas enteras de fruta
- Comer al menos tres tazas de verduras (crudas, al horno, o al vapor, no frito)
- Beba por lo menos tres tazas de té verde
- Párese en una pierna durante cincuenta segundos, y luego el otro durante cincuenta segundos.
- Una cosa estoy agradecido para hoy:
- Algo que me gusta de mí mismo:
- Una cosa buena que hice para otra persona hoy:
- Primer meta:
- Segunda meta:
- Notas:

Día sesenta y cuatro

Objetivos

- Beba nueve vasos de agua
- Caminar durante treinta y cinco minutos
- Apague todos los dispositivos durante diez minutos a excepcíon de uno que sólo se va a utilizar como un temporizador, ir a un lugar tranquilo, siéntese cómodamente, cierra los ojos, respire profundamente y centrarse sólo en el aire que fluye en tu nariz, después tus pulmones, y luego hacia fuera.
- Comer al menos tres piezas enteras de fruta
- Comer al menos tres tazas de verduras (crudas, al horno, o al vapor, no frito)
- Beba por lo menos tres tazas de té verde
- Párese en una pierna durante **sesenta** segundos, y luego el otro durante **sesenta** segundos.
- Una cosa estoy agradecido para hoy:
- Algo que me gusta de mí mismo:
- Una cosa buena que hice para otra persona hoy:
- Primer meta:
- Segunda meta:
- Notas:

Día sesenta y cinco

Objetivos

- Beba nueve vasos de agua
- Caminar durante treinta y cinco minutos
- Apague todos los dispositivos durante diez minutos a excepcíon de uno que sólo se va a utilizar como un temporizador, ir a un lugar tranquilo, siéntese cómodamente, cierra los ojos, respire profundamente y centrarse sólo en el aire que fluye en tu nariz, después tus pulmones, y luego hacia fuera.
- Comer al menos tres piezas enteras de fruta
- Comer al menos tres tazas de verduras (crudas, al horno, o al vapor, no frito)
- Beba por lo menos tres tazas de té verde
- Párese en una pierna durante sesenta segundos, y luego el otro durante sesenta segundos.
- Una cosa estoy agradecido para hoy:
- Algo que me gusta de mí mismo:
- Una cosa buena que hice para otra persona hoy:
- Primer meta:
- Segunda meta:
- Notas:

Día sesenta y seis

Objetivos

- Beba nueve vasos de agua
- Caminar durante treinta y cinco minutos
- Apague todos los dispositivos durante diez minutos a excepcíon de uno que sólo se va a utilizar como un temporizador, ir a un lugar tranquilo, siéntese cómodamente, cierra los ojos, respire profundamente y centrarse sólo en el aire que fluye en tu nariz, después tus pulmones, y luego hacia fuera.
- Comer al menos tres piezas enteras de fruta
- Comer al menos tres tazas de verduras (crudas, al horno, o al vapor, no frito)
- Beba por lo menos tres tazas de té verde
- Párese en una pierna durante sesenta segundos, y luego el otro durante sesenta segundos.
- Una cosa estoy agradecido para hoy:
- Algo que me gusta de mí mismo:
- Una cosa buena que hice para otra persona hoy:
- Primer meta:
- Segunda meta:
- Notas:

Día sesenta y siete

Objetivos

- Beba nueve vasos de agua
- Caminar durante **cuarenta** minutos (todo a la vez o dividida en dos sesiones)
- Apague todos los dispositivos durante diez minutos a excepcíon de uno que sólo se va a utilizar como un temporizador, ir a un lugar tranquilo, siéntese cómodamente, cierra los ojos, respire profundamente y centrarse sólo en el aire que fluye en tu nariz, después tus pulmones, y luego hacia fuera.
- Comer al menos tres piezas enteras de fruta
- Comer al menos tres tazas de verduras (crudas, al horno, o al vapor, no frito)
- Beba por lo menos tres tazas de té verde
- Párese en una pierna durante sesenta segundos, y luego el otro durante sesenta segundos.
- Una cosa estoy agradecido para hoy:
- Algo que me gusta de mí mismo:
- Una cosa buena que hice para otra persona hoy:
- Primer meta:
- Segunda meta:
- Notas:

Día sesenta y ocho

Objetivos

- Beba nueve vasos de agua
- Caminar durante cuarenta minutos
- Apague todos los dispositivos durante diez minutos a excepcíon de uno que sólo se va a utilizar como un temporizador, ir a un lugar tranquilo, siéntese cómodamente, cierra los ojos, respire profundamente y centrarse sólo en el aire que fluye en tu nariz, después tus pulmones, y luego hacia fuera.
- Comer al menos tres piezas enteras de fruta
- Comer al menos tres tazas de verduras (crudas, al horno, o al vapor, no frito)
- Beba por lo menos tres tazas de té verde
- Párese en una pierna durante sesenta segundos, y luego el otro durante sesenta segundos.
- Una cosa estoy agradecido para hoy:
- Algo que me gusta de mí mismo:
- Una cosa buena que hice para otra persona hoy:
- Primer meta:
- Segunda meta:
- Notas:

Día sesenta y nueve

Objetivos

- Beba nueve vasos de agua
- Caminar durante cuarenta minutos
- Apague todos los dispositivos durante diez minutos a excepcíon de uno que sólo se va a utilizar como un temporizador, ir a un lugar tranquilo, siéntese cómodamente, cierra los ojos, respire profundamente y centrarse sólo en el aire que fluye en tu nariz, después tus pulmones, y luego hacia fuera.
- Comer al menos tres piezas enteras de fruta
- Comer al menos tres tazas de verduras (crudas, al horno, o al vapor, no frito)
- Beba por lo menos tres tazas de té verde
- Párese en una pierna durante sesenta segundos, y luego el otro durante sesenta segundos.
- Una cosa estoy agradecido para hoy:
- Algo que me gusta de mí mismo:
- Una cosa buena que hice para otra persona hoy:
- Primer meta:
- Segunda meta:
- Notas:

Día setenta

Objetivos

- Beba nueve vasos de agua
- Caminar durante cuarenta minutos
- Apague todos los dispositivos durante diez minutos a excepcíon de uno que sólo se va a utilizar como un temporizador, ir a un lugar tranquilo, siéntese cómodamente, cierra los ojos, respire profundamente y centrarse sólo en el aire que fluye en tu nariz, después tus pulmones, y luego hacia fuera.
- Comer al menos tres piezas enteras de fruta
- Comer al menos tres tazas de verduras (crudas, al horno, o al vapor, no frito)
- Beba por lo menos tres tazas de té verde
- Párese en una pierna durante sesenta segundos, y luego el otro durante sesenta segundos.
- Una cosa estoy agradecido para hoy:
- Algo que me gusta de mí mismo:
- Una cosa buena que hice para otra persona hoy:
- Primer meta:
- Segunda meta:
- Es hora de un nuevo meta: (actualizacíon sus otras metas en este momento)
- Notas:

Día setenta y uno

Objetivos

- Beba nueve vasos de agua
- Caminar durante cuarenta minutos
- Apague todos los dispositivos durante diez minutos a excepcíon de uno que sólo se va a utilizar como un temporizador, ir a un lugar tranquilo, siéntese cómodamente, cierra los ojos, respire profundamente y centrarse sólo en el aire que fluye en tu nariz, después tus pulmones, y luego hacia fuera.
- Comer al menos tres piezas enteras de fruta
- Comer al menos tres tazas de verduras (crudas, al horno, o al vapor, no frito)
- Beba por lo menos tres tazas de té verde
- Párese en una pierna durante sesenta segundos, y luego el otro durante sesenta segundos.
- Una cosa estoy agradecido para hoy:
- Algo que me gusta de mí mismo:
- Una cosa buena que hice para otra persona hoy:
- Primer meta:
- Segunda meta:
- Tercer meta:
- Notas:

Día setenta y dos

Objetivos

- Beba nueve vasos de agua
- Caminar durante cuarenta minutos
- Apague todos los dispositivos durante diez minutos a excepcíon de uno que sólo se va a utilizar como un temporizador, ir a un lugar tranquilo, siéntese cómodamente, cierra los ojos, respire profundamente y centrarse sólo en el aire que fluye en tu nariz, después tus pulmones, y luego hacia fuera.
- Comer al menos tres piezas enteras de fruta
- Comer al menos tres tazas de verduras (crudas, al horno, o al vapor, no frito)
- Beba por lo menos tres tazas de té verde
- Párese en una pierna durante sesenta segundos, y luego el otro durante sesenta segundos.
- Una cosa estoy agradecido para hoy:
- Algo que me gusta de mí mismo:
- Una cosa buena que hice para otra persona hoy:
- Primer meta:
- Segunda meta:
- Tercer meta:
- Notas:

Día setenta y tres

Objetivos

- Beba nueve vasos de agua
- Caminar durante cuarenta minutos
- Apague todos los dispositivos durante diez minutos a excepcíon de uno que sólo se va a utilizar como un temporizador, ir a un lugar tranquilo, siéntese cómodamente, cierra los ojos, respire profundamente y centrarse sólo en el aire que fluye en tu nariz, después tus pulmones, y luego hacia fuera.
- Comer al menos tres piezas enteras de fruta
- Comer al menos tres tazas de verduras (crudas, al horno, o al vapor, no frito)
- Beba por lo menos tres tazas de té verde
- Párese en una pierna durante **setenta y cinco** segundos, y luego el otro durante **sesenta y cinco** segundos.
- Una cosa estoy agradecido para hoy:
- Algo que me gusta de mí mismo:
- Una cosa buena que hice para otra persona hoy:
- Primer meta:
- Segunda meta:
- Tercer meta:
- Notas:

Día setenta y cuatro

Objetivos

- Beba nueve vasos de agua
- Caminar durante cuarenta minutos
- Apague todos los dispositivos durante diez minutos a excepcíon de uno que sólo se va a utilizar como un temporizador, ir a un lugar tranquilo, siéntese cómodamente, cierra los ojos, respire profundamente y centrarse sólo en el aire que fluye en tu nariz, después tus pulmones, y luego hacia fuera.
- Comer al menos tres piezas enteras de fruta
- Comer al menos tres tazas de verduras (crudas, al horno, o al vapor, no frito)
- Beba por lo menos tres tazas de té verde
- Párese en una pierna durante setenta y cinco segundos, y luego el otro durante sesenta y cinco segundos.
- Una cosa estoy agradecido para hoy:
- Algo que me gusta de mí mismo:
- Una cosa buena que hice para otra persona hoy:
- Primer meta:
- Segunda meta:
- Tercer meta:
- Notas:

Día setenta y cinco

Objetivos

- Beba nueve vasos de agua
- Caminar durante cuarenta minutos
- Apague todos los dispositivos durante diez minutos a excepcíon de uno que sólo se va a utilizar como un temporizador, ir a un lugar tranquilo, siéntese cómodamente, cierra los ojos, respire profundamente y centrarse sólo en el aire que fluye en tu nariz, después tus pulmones, y luego hacia fuera.
- Comer al menos tres piezas enteras de fruta
- Comer al menos tres tazas de verduras (crudas, al horno, o al vapor, no frito)
- Beba por lo menos tres tazas de té verde
- Párese en una pierna durante setenta y cinco segundos, y luego el otro durante sesenta y cinco segundos.
- Una cosa estoy agradecido para hoy:
- Algo que me gusta de mí mismo:
- Una cosa buena que hice para otra persona hoy:
- Primer meta:
- Segunda meta:
- Tercer meta:
- Notas:

Día setenta y seis

Objetivos

- Beba nueve vasos de agua
- Caminar durante cuarenta minutos
- Apague todos los dispositivos durante diez minutos a excepcíon de uno que sólo se va a utilizar como un temporizador, ir a un lugar tranquilo, siéntese cómodamente, cierra los ojos, respire profundamente y centrarse sólo en el aire que fluye en tu nariz, después tus pulmones, y luego hacia fuera.
- Comer al menos tres piezas enteras de fruta
- Comer al menos tres tazas de verduras (crudas, al horno, o al vapor, no frito)
- Beba por lo menos tres tazas de té verde
- Párese en una pierna durante setenta y cinco segundos, y luego el otro durante sesenta y cinco segundos.
- Una cosa estoy agradecido para hoy:
- Algo que me gusta de mí mismo:
- Una cosa buena que hice para otra persona hoy:
- Primer meta:
- Segunda meta:
- Tercer meta:
- Notas:

Día setenta y siete

Objetivos

- Beba nueve vasos de agua
- Caminar durante cuarenta minutos
- Apague todos los dispositivos durante diez minutos a excepcíon de uno que sólo se va a utilizar como un temporizador, ir a un lugar tranquilo, siéntese cómodamente, cierra los ojos, respire profundamente y centrarse sólo en el aire que fluye en tu nariz, después tus pulmones, y luego hacia fuera.
- Comer al menos tres piezas enteras de fruta
- Comer al menos tres tazas de verduras (crudas, al horno, o al vapor, no frito)
- Beba por lo menos tres tazas de té verde
- Párese en una pierna durante setenta y cinco segundos, y luego el otro durante sesenta y cinco segundos.
- Una cosa estoy agradecido para hoy:
- Algo que me gusta de mí mismo:
- Una cosa buena que hice para otra persona hoy:
- Primer meta:
- Segunda meta:
- Tercer meta:
- Notas:

Día setenta y ocho

Objetivos

- Beba nueve vasos de agua
- Caminar durante cuarenta minutos
- Apague todos los dispositivos durante diez minutos a excepcíon de uno que sólo se va a utilizar como un temporizador, ir a un lugar tranquilo, siéntese cómodamente, cierra los ojos, respire profundamente y centrarse sólo en el aire que fluye en tu nariz, después tus pulmones, y luego hacia fuera.
- Comer al menos tres piezas enteras de fruta
- Comer al menos tres tazas de verduras (crudas, al horno, o al vapor, no frito)
- Beba por lo menos tres tazas de té verde
- Párese en una pierna durante setenta y cinco segundos, y luego el otro durante sesenta y cinco segundos.
- Una cosa estoy agradecido para hoy:
- Algo que me gusta de mí mismo:
- Una cosa buena que hice para otra persona hoy:
- Primer meta:
- Segunda meta:
- Tercer meta:
- Notas:

Día setenta y nueve

Objetivos

- Beba nueve vasos de agua
- Caminar durante **cuarenta y cinco** minutos (todo a la vez o dividida en dos sesiones)
- Apague todos los dispositivos durante diez minutos a excepcíon de uno que sólo se va a utilizar como un temporizador, ir a un lugar tranquilo, siéntese cómodamente, cierra los ojos, respire profundamente y centrarse sólo en el aire que fluye en tu nariz, después tus pulmones, y luego hacia fuera.
- Comer al menos tres piezas enteras de fruta
- Comer al menos tres tazas de verduras (crudas, al horno, o al vapor, no frito)
- Beba por lo menos tres tazas de té verde
- Párese en una pierna durante setenta y cinco segundos, y luego el otro durante sesenta y cinco segundos.
- Una cosa estoy agradecido para hoy:
- Algo que me gusta de mí mismo:
- Una cosa buena que hice para otra persona hoy:
- Primer meta:
- Segunda meta:
- Tercer meta:
- Notas:

Día ochenta

Objetivos

- Beba nueve vasos de agua
- Caminar durante cuarenta y cinco minutos
- Apague todos los dispositivos durante diez minutos a excepcíon de uno que sólo se va a utilizar como un temporizador, ir a un lugar tranquilo, siéntese cómodamente, cierra los ojos, respire profundamente y centrarse sólo en el aire que fluye en tu nariz, después tus pulmones, y luego hacia fuera.
- Comer al menos tres piezas enteras de fruta
- Comer al menos tres tazas de verduras (crudas, al horno, o al vapor, no frito)
- Beba por lo menos tres tazas de té verde
- Párese en una pierna durante setenta y cinco segundos, y luego el otro durante sesenta y cinco segundos.
- Una cosa estoy agradecido para hoy:
- Algo que me gusta de mí mismo:
- Una cosa buena que hice para otra persona hoy:
- Primer meta:
- Segunda meta:
- Tercer meta:
- Notas:

Cada día, de ahora en adelante

Objetivos

Para mantener a todos los órganos del cuerpo funcionando correctamente
• Beba nueve vasos de agua

Para aliviar el estrés, reducir los niveles de cortisol (hormona que aumenta la grasa del estómago), y baja tu la presión arterial
• Apague todos los dispositivos durante al menos diez minutos a excepcíon de uno que sólo se va a utilizar como un temporizador, ir a un lugar tranquilo, siéntese cómodamente, cierra los ojos, respire profundamente y centrarse sólo en el aire que fluye en tu nariz, después tus pulmones, y luego hacia fuera.

Para mantener un peso saludable y reducir el riesgo de numerosas enfermedades
• Caminar durante al menos cuarenta y cinco minutos (todo a la vez o dividida en dos sesiones)
• Comer al menos tres piezas enteras de fruta
• Comer al menos tres tazas de verduras (crudas, al horno, o al vapor, no frito)
• Beba por lo menos tres tazas de té verde

Para evitar problemas de equilibrio ahora y más tarde en la vida
• Párese en una pierna durante setenta y cinco segundos, y luego el otro durante sesenta y cinco segundos.

Para una mente sana y un alma feliz

- Alcanzar tu metas actuales y crear nuevas metas cada veinti uno días
- Una cosa estoy agradecido para hoy:
- Algo que me gusta de mí mismo:
- Una cosa buena que hice para otra persona hoy:

www.ingramcontent.com/pod-product-compliance
Lightning Source LLC
Chambersburg PA
CBHW022345290526
45786CB00014B/2484